Aaron Wallman

Os seis elementos da vida como um composto químico

Aaron Wallman

Os seis elementos da vida como um composto químico

Um possível fim para os distúrbios humanos

ScienciaScripts

Imprint

Cover image: www.ingimage.com

This book is a translation from the original published under ISBN 978-620-2-30158-9.

Publisher:
Sciencia Scripts
is a trademark of
Dodo Books Indian Ocean Ltd. and OmniScriptum S.R.L publishing group

120 High Road, East Finchley, London, N2 9ED, United Kingdom
Str. Armeneasca 28/1, office 1, Chisinau MD-2012, Republic of Moldova, Europe
Managing Directors: Ieva Konstantinova, Victoria Ursu
info@omniscriptum.com

Printed at: see last page
ISBN: 978-620-8-51404-4

Índice

Prefácio

Neste manuscrito, explico como os elementos da vida conduzem ao fim das perturbações humanas. Os seguintes artigos escritos por mim são a base para este livro com este tema.

1. Uma nova síntese de ARN das células: O possível fim das malformações congénitas
2. Renovação do metabolismo celular: Um possível fim da paraplegia
3. Mitocôndrias: O transplante da natureza
4. A nova entrada e saída do cancro: Uma possível cura
5. Reversine: An Agent of Change for Human Disorders (Ainda não publicado neste momento)

Nos últimos dois anos, o meu correio eletrónico foi inundado com cerca de 100 potenciais editores. Quase todas estas revistas valorizam os meus artigos como contribuições novas e significativas. Além disso, escrevi um artigo sobre lógica e publiquei por conta própria um romance chamado A Schizophrenic's Search for Logic, que os críticos admiram.

O meu livro dirige-se a públicos como académicos, professores, investigadores e estudantes no domínio da biologia e da medicina. Acredito que o meu livro pode ser valioso para os investigadores que o podem utilizar nos seus laboratórios, e outros podem utilizá-lo para estudo e outras razões.

Por fim, leccionei em faculdades na área de Los Angeles e sou associado e ex-aluno da CSULB.

PARTE 1

DEFEITOS DE NASCIMENTO

Capítulo 1

Relação azoto/fósforo para malformações congénitas

Segundo o Dr. Christopher Kaasnair, cada espécie tem uma relação específica de azoto/fósforo. No caso do plâncton, por exemplo, esta relação seria NiP = 16 e nas águas oceânicas profundas a relação seria NiP = 15 [1]

Proponho que o defeito de nascença de cada pessoa esteja ligado a um RNA mensageiro instável em relação à sua relação anormal de azoto/fósforo no tecido de uma pessoa. Proponho também que seja administrada a dose correta de um composto químico com esta relação para acabar com o defeito de nascença de uma pessoa.

Com o elemento azoto há uma transcrição bem sucedida e precisa. Com o elemento fósforo há uma tradução correta e bem sucedida. Assim, com a relação simultânea dos dois elementos como um composto químico, proponho que a codificação correta do gene termine o defeito de nascença de uma pessoa que ocorre com um RNA mensageiro estável.

Capítulo 2

Nitrogénio/Fósforo e Genética

O Dr. Tatian Karpinets considera que a relação azoto/fósforo domina os organismos unicelulares. Além disso, afirma que "as funções básicas de iniciação, alongamento e terminação nos ribossomas das bactérias são semelhantes às dos eucariotas". [2] Para mim, cada defeito de nascença tem sequências anormais de aminoácidos como proteínas que são activadas pela sinalização defeituosa da célula.

Sob condições adversas, o Dr. Karpinets pensa que o ato de cada gene codificar a manutenção celular também diminui. [2]

Com a proporção ideal de azoto/fósforo como composto químico, creio que o ARN mensageiro conduz à codificação genética da sequência correta de aminoácidos. Assim, os nossos códons têm a sequência correta de aminoácidos. Como parte do tecido dado de uma pessoa com um defeito de nascença, já não existe a má orientação da sua síntese. Com o azoto, existe a codificação genética correta que é realizada como síntese pelo metabolismo do fósforo como elemento. No geral, a base uracil torna-se uma nova versão da timina como correção da transcrição que discutirei nos outros capítulos deste livro.

Capítulo 3

A biologia de um defeito de nascença

Com um defeito de nascença como a Síndrome de Down, o Dr. John Menkes afirma que existem anomalias químicas no tecido do cérebro de uma pessoa. [Tal como outros professores, eu acredito que esse defeito congénito resulta de uma síntese defeituosa do ARN que regula uma expressão genética anormal. Assim, temos de descobrir a causa das anomalias na composição química de um defeito congénito como a Síndrome de Down, por exemplo. Como discutirei mais tarde, esta doença tem origem na metáfase da meiose que, para mim, tem uma ligação direta com a metáfase da mitose. Por conseguinte, podemos instruir a metáfase da mitose com a relação azoto/fósforo como um composto químico que conduz à tradução correta como a síntese ideal para o fim de um determinado defeito congénito de uma pessoa no tecido de uma pessoa que se revela sem cegueira, sem autismo ou sem atraso mental, por exemplo.

Capítulo 4

Um RNA mensageiro instável

No seu artigo, a Dra. Carol Konrad afirma que "a falta de uma redução comparável na síntese de proteínas durante a mitose deve ser interpretada como evidência nestas células de um ARN mensageiro relativamente estável". [4]

Ao longo desta secção do meu livro, defendo que existe uma ligação entre um ARN mensageiro instável e o defeito de nascença de uma pessoa. No que diz respeito à relação discutida, creio que com o elemento azoto há um apelo às bases nucleotídicas nos códons como o código de um defeito de nascença. Com o outro elemento, o fósforo, creio que há um apelo à síntese das proteínas necessárias para um RNA mensageiro estável. Em primeiro lugar, com a relação entre estes dois elementos, penso que um investigador pode influenciar um RNA mensageiro instável e acabar com o defeito congénito em questão. Por outras palavras, penso que a influência de um composto químico com este rácio corrige a instrução anormal de uma célula com instruções normais à medida que as duas células filhas se separam na placa metafásica durante a fase metafásica da sua mitose. Para o Dr. Inbar Magyon, esta mitose das células reflecte a replicação deste material genético, uma vez que se replicam como uma caraterística anormal ou normal de uma pessoa. [5]

Capítulo 5

Síntese defeituosa: Uma ligação ao fim da malformação congénita

Em termos mais exactos para esta secção de capítulos, saliento que o Dr. R. W. Watts conclui que o traço anormal de uma pessoa, como a cegueira congénita, pode ser atribuído a uma síntese defeituosa que, na minha opinião, leva ao RNA mensageiro instável mencionado no capítulo 4. [6] Com efeito, creio que a estabilidade deste ARN mensageiro ocorre com a produção correta da proteína no tecido de uma pessoa. Como elementos da vida, as ligações de hidrogénio e os elementos de carbono fazem parte do desenho do defeito de nascença de uma pessoa, que se revela numa base individual e como uma espécie para ela. Mais à frente neste livro, discutirei os seis elementos da vida e a sua relação com esse desígnio com os outros quatro elementos da vida: azoto, fósforo, oxigénio e enxofre. O enxofre também faz parte da conceção, tal como o hidrogénio e o carbono.

Em tais desenhos, podemos revelar cada defeito de nascença a partir de uma síntese defeituosa. Assim, temos como resultado um RNA mensageiro instável. Por isso, creio que um investigador examina os papéis do azoto e do fósforo com ou sem o elemento oxigénio. Revelamos as anomalias na estrutura química do defeito congénito de uma pessoa a partir de um RNA mensageiro instável no seu tecido. Em seguida, fazemos uma correlação da cegueira congénita, por exemplo, com o erro do RNA mensageiro instável que tem de ser localizado com precisão.

Tratamos a estrutura do códão nos nossos aminoácidos com azoto e fósforo, com ou sem oxigénio. Estes elementos, enquanto compostos químicos, podem levar os cientistas a pôr ordem nos defeitos congénitos. Com estes elementos da vida, proponho que o ADN se transforme em ARN sem erros e depois em duas células filhas novas e normais como parte desta correção no tecido específico e no tecido em geral.

Capítulo 6

A história das descobertas do ADN e a relação azoto/fósforo

De acordo com o Dr. Leslie Pray, o Dr. Friedrich Mierscher identificou aquilo a que chamou "nucleína" no interior dos núcleos de um glóbulo branco humano. O seu nome foi mais tarde alterado para ácido nucleico e depois novamente alterado por Watson e Crock para o que é agora o nome atual, ADN. [7]

"Parece-me provável que toda uma família de substâncias contendo fósforo, ligeiramente variáveis, apareça como um grupo de nucleína, um equivalente à proteína", disse o Dr. Pray. [7]

Penso que um mensageiro instável tratado com os elementos fósforo e azoto como um composto químico leva a uma transcrição ideal que termina um defeito de nascença com a proteína correta como um grupo de bases nucleicas. Assim, tanto o azoto como o fósforo têm uma ligação direta com o defeito de nascença de uma pessoa, sendo o fósforo equivalente à proteína e o azoto um fator do ADN. Nesta base, proponho que os compostos químicos destes dois elementos sejam medidos para determinar a taxa de eliminação de um determinado defeito de nascença.

Capítulo 7

As nossas proteínas definem-nos como um organismo eucariótico

De acordo com o Dr. Leslie Pray, as histonas são proteínas altamente alcalinas encontradas nos núcleos das células eucarióticas que embalam e ordenam o ADN em unidades estruturais chamadas nucleossomas. O Dr. Pray acredita que estas histonas são os principais compostos proteicos da cromatina, que são a ligação bem sucedida aos carretéis à volta dos quais o ADN se enrola, e desempenham um papel na regulação normal e bem sucedida dos genes [8].

Penso que esta regulação do ADN irá redefinir o ser humano como um organismo eucariótico com histonas que funcionam de forma ideal. Por conseguinte, devemos estabelecer uma correlação entre as histonas e uma determinada malformação congénita. Nesta base, os núcleos das células devem empacotar e ordenar o ADN em nucleossomas sem erros e acabar com a malformação congénita de uma pessoa com esta ligação entre estas histonas e a malformação congénita.

Capítulo 8

A ligação de um defeito de nascença a um RNA mensageiro instável

O Dr. Chad Haldeman-Englert observa que a origem do defeito de nascença de uma pessoa é um cromossoma extra ou outro tipo de erro durante a sua meiose passada.

Para mim, o defeito congénito de uma pessoa devido a esta meiose ocorre devido ao desvio de um ARN instável na metáfase da mitose que se encontra no tecido da pessoa.

Como espécie, a nossa evolução é idealmente um processo de integração dos nossos órgãos ou organelos como um processo de vida mais bem sucedido. Um organelo como a mitocôndria é mais um transplante do que uma parte direta de uma célula, o que discutirei na secção 4 deste livro. Por conseguinte, proponho que os seis elementos da vida, enquanto composto químico, podem acabar com a má orientação de um ARN instável e tornar-se um passo em frente com o contributo da natureza como um processo normal da vida.

Os nossos processos de vida avançam com estes seis elementos da vida como um composto químico, porque integram mais as nossas células, tecidos, órgãos e organelos em nós como seres humanos. Tendo tudo isto em conta, trabalhamos com os elementos orgânicos da natureza nesta base, porque são elementos da vida que não são rejeitados em nós como seres humanos. Pelo contrário, integram-se com sucesso em nós sem rejeições.

Capítulo 9

Os químicos da vida: A nossa ligação ao fim das perturbações enquanto espécie

Penso que um composto químico como o azoto e o fósforo deveria ser considerado como uma combinação mais lógica para o fim das doenças. O ideal é que estes elementos sejam utilizados na medicina em vez de elementos inorgânicos misturados com ou sem estes elementos vivos. No seu artigo, o Dr. Carl Anastad observou que dois grupos de pessoas que falam línguas diferentes podem tentar misturar-se e socializar, mas é mais fácil para eles manterem-se no seu próprio grupo. Com esta observação, o Dr. Anastad afirma: "Agora os químicos são bastante rudes e não têm qualquer ideia sobre conversas sociais, por isso preferem manter-se no seu próprio grupo." [10]

Mais adiante neste livro, proporei mais detalhadamente que os seis elementos da vida: azoto, fósforo, enxofre, carbono, oxigénio e hidrogénio são a melhor combinação para acabar com as doenças humanas, porque se mantêm dentro do seu próprio grupo como elementos da vida. Consequentemente, são a melhor combinação para os processos da vida.

Capítulo 10

Uma taxa metabólica: Uma correspondência para um distúrbio

Como já foi dito, acredito que os elementos azoto e fósforo, enquanto compostos químicos, têm um papel nas proteínas e na codificação dos genes que resultam nas instruções corretas que põem fim a um determinado defeito de nascença humano.

Quase todos os processos metabólicos na célula necessitam de enzimas a taxas suficientemente rápidas para sustentar a vida. A chave para acabar com uma anomalia congénita é que os cientistas façam corresponder a sua taxa metabólica a uma taxa ideal. Por conseguinte, penso que um padrão de anomalia deve ser identificado como um puzzle que é escrito pela nossa metáfase da meiose com as suas instruções incorrectas executadas na metáfase da mitose. Com um robô, fazemos uma dosagem precisa de uma possível correspondência até que a sequência anormal de aminoácidos termine sem surdez congénita, por exemplo. [27]

Medimos especificamente a taxa de crescimento da síntese da célula para um determinado tecido. De seguida, acabamos por fazer uma correspondência para que a sua taxa anormal termine. Após esta correspondência ideal, observamos que os defeitos congénitos seguintes, como a cegueira, o autismo e o atraso de desenvolvimento, deixam de se manifestar.

Capítulo 11

A biologia da eliminação de uma malformação congénita

Depois de uma salamandra mexicana, também conhecida como axolotl, perder a cauda, o Dr. Martin Kragl pensa que um membro volta a crescer automaticamente com base nas instruções do tecido. [11] Da mesma forma, com a entrada correta e correspondente para o erro de um ser humano da meiose passada, acredito que um investigador pode rastrear os sintomas do mensageiro instável de uma pessoa até ao erro durante a mitose e, em seguida, terminá-lo com o composto químico de azoto e fósforo como um rácio. Assim, proponho que os investigadores meçam o rácio acima referido deste composto químico para a proteína subjacente à nova síntese de ARN projectada de uma pessoa, que, segundo eles, conduz a um ARN mensageiro estável. Como resultado, o defeito congénito de uma pessoa termina com essa estabilidade. Por exemplo, defeitos congénitos como o autismo e o atraso de desenvolvimento afectam o tecido em geral. Portanto, a ligação da pessoa a essa estabilidade deve ocorrer após a descoberta pelo experimentador de um RNA mensageiro instável no tecido.

Capítulo 12

A taxa de crescimento ideal: O possível fim de uma malformação congénita

Com uma taxa metabólica, devemos também salientar a sua duração. Penso que o composto químico de azoto e fósforo também sublinha a taxa de crescimento do defeito congénito ou do traço normal da pessoa em termos da sequência de codificação das proteínas durante a síntese de ARN numa duração específica da mitose. Consequentemente, penso que uma estimativa deste composto deve ser medida como a taxa correta para que o defeito de nascença de uma pessoa termine com base na sua duração. Por conseguinte, penso que um investigador descobre a taxa de crescimento ideal para o RNA mensageiro correto do defeito congénito de uma pessoa, que ocorre regularmente com uma síntese de RNA pela duração exacta e, em seguida, ocorre o fim do defeito congénito. Em geral, essa taxa é ideal e não apenas observada como normal. Como seres humanos por natureza, temos doenças, envelhecimento e defeitos de nascença porque as memórias das nossas células contêm mensagens imperfeitas. Assim, propomos uma taxa ideal para o fim de um defeito congénito com base na quantidade exacta de azoto e fósforo como composto químico e/ou na duração correta desta taxa a partir deste composto. .

Capítulo 13

O foco do rácio: Nitrogénio e Fósforo

Depois de se dividirem em duas células filhas nesta fase de metáfase durante a mitose, trocaram diferentes fontes de input da sua biblioteca celular. Assim, penso que esta fase deveria ser o foco do composto químico de azoto e fósforo para os investigadores.

A fase celular da metáfase durante a mitose é o reflexo e o lugar do nosso crescimento como seres humanos a partir da metáfase da meiose com as suas instruções específicas. Em biologia, a nossa meiose é o nosso espelho do nosso processo de vida como seres humanos. Esta fase oculta é a nossa ligação a todas as doenças, processos de envelhecimento e defeitos congénitos que são visíveis como o cancro, a senilidade e o atraso mental.

Capítulo 14

Uma transcrição ideal: Um possível novo ser humano

Se a transcrição ideal do ADN que se transforma em ARN for suficientemente exacta, proponho que uma timina ideal, que é nova e não um uracilo defeituoso, surgirá como o fim do defeito de nascença de uma pessoa, permitindo o aparecimento de um ARN mensageiro estável. Assim, proponho que este sinal de erro da base uracil se torne um sinal correto da nova base timina, que provém de um composto químico como um dos elementos azoto e fósforo. Este composto ajuda-nos a tornarmo-nos um novo ser humano com os outros quatro elementos da vida também.

PARTE 2
REGENERAÇÃO DE CÉLULAS

Capítulo 15

Um paraplégico: um modelo para a regeneração celular

Proponho que o metabolismo renovado das mitocôndrias de um paraplégico, tanto nos neurónios motores como nos músculos, é a chave para que a pessoa volte a andar. Além disso, acredito que os neurónios motores inactivos da medula espinal cortada e do estado muscular inativo dessa pessoa são como as células de um cadáver humano que também não utilizam o ATP das mitocôndrias de uma célula.

De acordo com o Dr. Doug Turn, a deterioração, o envelhecimento ou o estado inativo das mitocôndrias nas células cerebrais de uma pessoa são a principal causa de todos os distúrbios de neurodegeneração, como a doença de Parkinson e a demência. [12]

Noutro exemplo, penso que as mitocôndrias nas células neuronais do braço ou da perna que falta a uma pessoa carecem da sinalização necessária para que o tecido cresça novamente a partir das mensagens corretas dos genes. Assim, um pensamento tão completo leva a que esta sinalização ocorra para que o tecido cresça novamente.

Cada célula humana contém o organelo conhecido como mitocôndria, que tem uma ligação num neurónio a uma doença como a paraplegia e tem também uma relação com uma doença neurodegenerativa como a doença de Parkinson num neurónio. Além disso, acredito que uma pessoa com um membro perdido precisa de instruções novas e completas para se regenerar a partir da meiose como sua ligação e, em seguida, ativar um neurónio ideal para o braço perdido ou mesmo acabar com a paralisia de uma pessoa pelas mitocôndrias neste neurónio. Com o composto químico de fósforo e oxigénio, proponho no próximo capítulo que tais perturbações terminem com a utilização deste composto.

Capítulo 16

Regeneração das Mitocôndrias e dos Neurónios da Célula

Neste capítulo, proponho que o elemento fósforo, um elemento importante do metabolismo, combinado com o oxigénio de um tanque como um elemento importante da respiração, leva ao fim de uma doença como a paraplegia. Assim, para uma doença como esta, estes dois elementos, como composto químico, reanimam as mitocôndrias latentes e libertam ATP nos neurónios motores da medula espinal cortada, que é então ligada como uma unidade, uma vez que os músculos abaixo da cintura são activados, levando esta pessoa a andar novamente.

Este composto químico pode também renovar um neurónio envelhecido, reanimar um morto, ativar a mitose latente de um neurónio ou mesmo reparar um neurónio danificado, pondo fim a doenças como a demência e a doença de Parkinson.

Capítulo 17

Estudos sobre a Regeneração de Neurónios com as suas Mitocôndrias

De acordo com o Dr. Oliver Kann, os nossos neurónios em geral dependem muito das suas mitocôndrias[13]. [13] O Dr. Dick F. Swaab também discute a recuperação de neurónios mortos. Ele afirma que "... apresentamos agora provas de sobrevivência dos neurónios do cérebro humano até 8 horas após a morte, de tal forma que ainda têm o potencial de recuperar as suas funções de metabolismo energético e transporte axonal." [14]

Como já foi referido, os neurónios mortos do cérebro podem ser reanimados a partir da relação entre o fósforo e o oxigénio como um composto químico. Este composto liga o interrutor da célula para viver. A Dra. Hilary Bower indica que cientistas holandeses ressuscitaram 30 cérebros humanos mortos com oxigénio nos seus laboratórios.

Mais tarde, na Parte 4, discutirei como o aumento do oxigénio na Terra leva as mitocôndrias a tornarem-se parte dos organismos eucarióticos. Acredito que, com o oxigénio, a mitocôndria se torna mais normal como parte de nós e ajuda a acabar com as doenças, deixando de ser um transplante como uma bactéria. Assim, proponho que com a dosagem correta de oxigénio como fonte de respiração e com o fósforo como fonte de metabolismo, a mitocôndria pode libertar ATP de si própria e ao mesmo tempo ativar-se como uma mitocôndria normal e nova que é a partir destes dois elementos como um composto químico e depois acabar com uma doença como a paraplegia.

Capítulo 18

A relação fósforo/oxigénio: Uma possível regeneração celular

Com base no artigo do Dr. Hinkle sobre oxigénio/fosforilação das mitocôndrias e nos estudos que mencionei no Capítulo 17, afirmo que a influência desta relação fósforo/oxigénio como composto químico sobre as mitocôndrias nos neurónios motores e nas células musculares levará o paraplégico a andar. [17]

Penso que os meus dados e a minha lógica com uma pessoa paraplégica como modelo para toda a regeneração celular devem ser considerados por outros. Mais uma vez, o meu foco é a mitocôndria como um organelo num neurónio. Tal como referido no capítulo anterior, discuti que a nossa mitocôndria é um antepassado como bactéria que se tornou parte das nossas células eucarióticas à medida que o oxigénio aumentou drasticamente durante este tempo na Terra. Hoje, se elas se tornarem parte integrante dos nossos neurónios, proponho que a instrução dos nossos neurónios se torne mais eficiente para acabar com doenças como a paralisia, com uma nova regeneração das nossas células e definir-nos como um organismo eucariótico diferente.

Capítulo 19

Uma revisão exaustiva da regeneração celular

Com base no artigo do Dr. Hinkle, volto a sublinhar que o efeito do oxigénio e do fósforo sobre as mitocôndrias e os neurónios mortos de uma pessoa paraplégica dará origem a novos neurónios. Acredito que podemos acabar com uma doença como a paraplegia quando os neurónios motores comunicam entre si e depois activam os músculos do paraplégico, o que leva o indivíduo a andar novamente. Este tratamento de oxigénio e fósforo pode também ser aplicado à demência, à perda de um membro ou a qualquer outra doença que exija esta regeneração celular.

A chave é a comunicação entre os neurónios motores a partir destes dois elementos: o oxigénio e o fósforo. Na minha opinião, o oxigénio é uma influência fundamental para que as mitocôndrias se tornem novas e normais. Baseio esta convicção no facto de que, depois de a quantidade de oxigénio ter aumentado drasticamente há muitos anos, passou a fazer parte de uma célula eucariótica. Como resultado, acredito que a quantidade de oxigénio como parte da origem da mitocôndria como um processo de vida leva-a a tornar-se nova e normal. Uma vez que o elemento fósforo é a principal energia da mitocôndria como ATP, a utilização do fósforo com o oxigénio é a chave para acabar com certas doenças humanas como a paraplegia, a senilidade e a perda de um membro. Assim, proponho que o composto químico destes dois elementos seja utilizado para tratar este tipo de doenças.

Capítulo 20

Uma visão mais específica da regeneração celular

Penso que um procedimento que utiliza oxigénio de um tanque com o elemento fósforo provoca a produção de ATP pelas mitocôndrias reanimadas nos neurónios motores da medula espinal do paraplégico e, em seguida, os músculos do sujeito são activados, levando-o a andar novamente.

Proponho que este procedimento possa ser utilizado para tratar a epilepsia, o acidente vascular cerebral, a surdez, os problemas de visão, a doença de Parkinson e até mesmo o défice cognitivo. [12] Por fim, sublinho mais uma vez que a quantidade correta dos dois elementos deve ser considerada por outras pessoas a utilizar.

PARTE 3

ELEMENTOS DA VIDA E REVERSÃO

Capítulo 21

Reversine: O elo para acabar com as doenças humanas

Numa experiência de laboratório, o Dr. Peter G. Schultz descobriu que um composto químico chamado reversina transformava uma célula muscular numa célula estaminal que se tornava uma célula adiposa ou uma célula óssea. Para mim, este resultado é um passo em direção à regeneração celular com células estaminais auto-reparadoras. Não é por acaso que a reversina é constituída por azoto, carbono, oxigénio e hidrogénio, que são os quatro dos seis principais elementos da vida. Creio também que um composto deste género poderia ser ainda mais eficaz com os outros dois elementos: o fósforo e o enxofre. Como resultado, acredito que estes seis elementos podem mais facilmente transformar uma célula muscular numa nova, bem como transformar outros tipos de células em novas. Com base no primeiro passo do Dr. Schultz, penso que outros deveriam considerar esta via para acabar com as doenças humanas.

Este resultado da utilização da reversina pelo Dr. Schultz, com ou sem os elementos adicionais de fósforo e enxofre, pode também acabar com doenças como o cancro, a demência e o autismo. Penso que este processo lida com a biblioteca de uma célula durante a metáfase da mitose que, na minha opinião, está ligada à fase da metáfase da meiose. Para mim, a metáfase da mitose contém a biblioteca que o Dr. Schultz revelou na sua investigação sobre a reversina. Por conseguinte, penso que as instruções originais das células estaminais provêm da meiose e são executadas durante a metáfase da mitose.

Capítulo 22

Reversine e células estaminais

Observei que os estudos sobre a utilização da reversina em laboratório não sublinham suficientemente a quantidade exacta utilizada nem indicam como os seus elementos afectam individualmente o processo de mitose.

Com os seis elementos da vida como um composto químico, um robô dá a cada um deles uma ênfase particular como parte do seu tratamento de uma doença humana. Com um robô programado para escolher uma das muitas dosagens possíveis e precisas dos elementos da vida, acredito que essas dosagens podem ser feitas até que a variação correta seja dada como o fim de uma doença. [27]

Por fim, volto a sublinhar que a fase metafásica da mitose é a entrada na biblioteca celular das doenças humanas. As células estaminais de uma pessoa tornam-se novas e normais a partir da dosagem exacta e específica de reversina com ou sem fósforo e enxofre.

Capítulo 23

A experiência ideal com Reversine

Em primeiro lugar, penso que o investigador deve recolher uma amostra de tecido do sujeito. Em segundo lugar, essa amostra é vista num monitor que indica ou não uma determinada desordem nas células do sujeito. Em terceiro lugar, o investigador observa essa perturbação transformar-se numa perturbação de ordem. Por exemplo, ele observa a visão de um cego voltar ao normal. Em quarto lugar, este processo ocorre a partir de uma certa dosagem de reversina ou de elementos da vida como um composto químico. Em quinto lugar, penso que o Dr. Schultz deveria ter introduzido a utilização de um robot num laboratório para obter precisão no tratamento de doenças humanas com qualquer um destes dois compostos. Por último, creio que essa exatidão conduz a uma transcrição e tradução bem sucedidas a partir de um sinal ideal de timina sem erros como nova base, o que, por sua vez, poderia levar ao fim das doenças humanas.

Capítulo 24

A relação dos elementos da vida com as perturbações humanas

No Capítulo 9, o Dr. Amastad discute como os elementos químicos não se combinam com outros elementos devido às suas diferenças. Em vez disso, eles combinam e integram-se com base na sua semelhança. Por conseguinte, creio que este facto confirma a necessidade de um investigador utilizar os principais elementos da vida para acabar com as doenças humanas. Finalmente, discutirei os seus papéis individuais no tratamento de doenças humanas num laboratório.

Após a quantidade de azoto selecionada por um robô como parte dos elementos da vida enquanto composto químico, este robô avalia a perturbação das células do tecido e continua a tratar um processo defeituoso das mesmas até que esta perturbação termine.

Devido ao papel conhecido do azoto nas proteínas das células e nos seus ácidos nucleicos, penso que é a chave para corrigir os aminoácidos resultantes de uma mitose defeituosa. Com a quantidade ideal e correta de azoto como parte dos seis elementos da vida num composto químico, creio que as mensagens trocadas na placa metafásica na fase metafásica da mitose levam as duas células filhas a tornarem-se normais e novas, juntamente com a sequência de aminoácidos correta para a desordem também. [18]

Em seguida, considero que o elemento oxigénio é um fator importante no composto de reversão ou no composto de elementos da vida, porque é a chave para a respiração de uma célula com ligações de carbono e hidrogénio como representantes da vida. Também acredito que o elemento oxigénio liga o interrutor da vida nas condições da terra como um processo de vida com carbono e hidrogénio também.

No seu estudo, o Dr. Piccoli afirma que o composto reversina pode induzir a morte de células cancerígenas com aquilo a que chamo o interrutor "desligado" da vida. [19] Assim, penso que se pode induzir a morte das células cancerosas com este interrutor "off", pode também induzir o interrutor "on" da vida como regeneração das células numa doença humana. Acredito que um experimentador deve colocar uma ênfase particular no elemento oxigénio no composto de seis elementos da vida ou reversina para alcançar este resultado.

Com o quinto elemento de fósforo adicionado pela Reversine, penso que o foco do experimentador é o metabolismo de uma célula e, com a ajuda de um robô, penso que um investigador deve selecionar uma dosagem deste elemento e depois avaliar o seu impacto nas mitocôndrias das células à medida que estas passam pela mitose, tendo como resultado uma sequência de aminoácidos diferente. Para mim, o ATP vem das mitocôndrias como um interrutor para viver. Sem este ATP, o interrutor da vida é "desligado". Nesta base, com a dosagem correta deste fósforo como parte da reversina ou dos seis elementos da vida, creio que uma doença humana pode terminar com a regeneração das células a partir do interrutor "ligado" da vida, que neste caso é a mitocôndria da célula. Assim, o elemento fósforo deve ser considerado nesta base como uma parte do composto dos seis elementos da vida. Por último, tal como o hidrogénio e o carbono, o enxofre, como sexto elemento da vida, é uma parte automática dos processos da vida.

Os elementos da vida também podem ser combinados como uma proporção ou utilizados em diferentes variedades para doenças humanas.

Capítulo 25

Os telómeros e os elementos da vida

Num estudo sobre os telómeros, um investigador afirma que os telómeros são reactivados na maioria das células cancerosas e, de certa forma, são imortais. Com base nesta ideia, creio que as células podem ser tratadas com uma dosagem correta de reversina ou elementos vitais que conduzam a uma mitose que não seja demasiado lenta, como um processo de envelhecimento, nem demasiado rápida, como um processo de cancro[20]. [20] Assim, acredito que um investigador com a quantidade ideal de elementos vitais faz com que os telómeros se alonguem o suficiente para terminar um processo de envelhecimento e/ou terminar uma determinada doença como a demência.

Capítulo 26

Neurónios de rato: Um Exemplo de Reversão Inexacta

Um investigador descobriu que a reversina inibe as transmissões sinápticas espontâneas nos neurónios do hipocampo dos ratos. [Creio que este resultado é mais um exemplo de não utilizar dosagens diferentes e exactas de reversina até que esses neurónios se renovem como novos neurónios, ou tenham uma mitose latente que seja activada. O facto de o investigador ter dado o primeiro passo acima referido em relação aos neurónios do hipocampo dos ratos leva-me a crer que poderia dar um passo em frente e utilizar uma dose selecionada de reversina ou uma dose dos seis elementos da vida que resultasse na renovação dos neurónios ou na sua nova mitose.

Capítulo 27

O sonho do Dr. Schultz para o Reversine

Com base na investigação do Dr. Schultz, reafirmo a sua observação de que o composto de reversina pára a fase de metáfase durante a mitose com uma pausa. Como as duas células filhas trocam mensagens corretas, idealmente a partir do meu interrutor "ligado" proposto, durante esta pausa, em vez das mensagens incorrectas de uma determinada desordem, teorizo que a montagem dos seus fusos muda por si própria e depois tornam-se células estaminais auto-reparadoras a partir dos seis elementos da vida como um composto químico ou da reversina que conduz a células novas e normais. Penso que o Dr. Schultz, no início da sua experiência com a reversina, pretendia obter uma utilização ideal deste tipo. Após a sua descoberta do efeito da reversina sobre uma célula muscular que se transforma numa célula adiposa ou numa célula óssea, penso que ele pensou que estudos futuros sobre a utilização da reversina poderiam levar ao fim das doenças humanas.

Capítulo 28

A Metáfase da Meiose e da Mitose: Uma ligação para o fim de um distúrbio

Com o uso ideal dos seis elementos da vida como um composto químico ou reversina, acredito que as células novas e normais surgem da sua meiose passada como células estaminais auto-reparadoras onde as suas mensagens incorrectas tiveram origem e estão na memória atual da nossa célula durante a mitose. Defendo que o antigo modelo para uma determinada célula de uma desordem é reescrito pelo interrutor "ligado" correto da metáfase durante a mitose. Também defendo que, na memória da desordem de uma célula, as instruções da célula estaminal original sobre a sua metáfase durante a meiose são imperfeitas ou defeituosas. Com base nesta falha, acredito que as células têm uma predisposição para uma determinada doença, defeito de nascença ou processo de envelhecimento. Por exemplo, uma mulher que tem cancro da mama, ou uma pessoa que tem surdez congénita, ou um idoso que tem demência, adquirem-na a partir da predisposição da célula para estas doenças. Assim, nas memórias das nossas células, creio que essas disposições são mensagens do nosso passado e da metafase original da meiose.

Por último, defendo que uma pessoa com Síndrome de Down pode ter instruções de uma meiose passada reescritas para que a pessoa possa ter um cérebro normal a partir dos compostos discutidos dos seis elementos principais da vida ou da reversina. Finalmente, neste capítulo, gostaria de salientar que Albert Einstein comparou a matéria e a energia como causa e efeito uma da outra. Penso que a relação entre a metafase da mitose e a metafase da meiose nos seres humanos é semelhante a esta comparação. Assim, num laboratório, a doença de uma pessoa é tratada com os compostos químicos mencionados anteriormente e, em seguida, a metáfase da meiose defeituosa e passada de uma pessoa termina com a metáfase da meiose corrigida. Existe, portanto, uma relação causal entre estas duas fases, que é semelhante às fases da massa e da energia, que são iguais e diferentes, tal como Einstein referiu.

Capítulo 29

No laboratório com os elementos da vida

Penso que a utilização de reversina pelo robot, com ou sem os elementos fósforo e enxofre, deve corresponder a uma peça do puzzle das doenças para acabar com elas. O robô testa cada dosagem como um possível fim de uma doença humana e, eventualmente, faz uma correspondência para o fim de uma determinada doença. [30] Em termos gerais, penso que o objetivo de um investigador é chegar a um resultado que possa levar à regeneração de células humanas como células estaminais auto-reparadoras.

Capítulo 30

Os elementos da vida: A alternativa a outros métodos

Acredito que a reversina, com ou sem os elementos fósforo e enxofre, pode funcionar com sucesso para a regeneração celular, porque contém os elementos da vida. Acredito e concordo com outros investigadores que a utilização desses elementos da vida não levará à rejeição de um órgão transplantado, quer se trate de um órgão clonado, de um órgão de outra pessoa ou mesmo de um órgão artificial. Os investigadores também concordam que a engenharia genética, enquanto manipulação do ADN, não é, até à data, um êxito total. Por conseguinte, creio que, por estas razões, um composto químico como a reversina conduz ao fim completo de uma doença humana.

Capítulo 31

Os elementos da vida: O Novo Caminho como Medicina

Embora a investigação indique que a droga lítio, entre outros compostos químicos inorgânicos com ou sem elementos orgânicos, tem alguns resultados positivos, acredito que não funcionarão completamente porque não são elementos completos da vida. Em vez disso, acredito que as vitaminas e uma boa alimentação podem ajudar a acabar com um distúrbio humano sem efeitos secundários. Assim, acredito que as vitaminas, uma boa dieta e os seis elementos principais da vida trabalham mais diretamente connosco como um processo de vida e, portanto, levam ao fim completo de uma determinada doença humana para nós.

Capítulo 32

A fase metafásica da meiose e da mitose

Com base na relação entre a metáfase da mitose e a metáfase da meiose, volto a sublinhar que ambos os processos têm uma relação causal, sendo o segundo a origem do primeiro. Expresso também a minha convicção de que esta relação de causa e efeito é semelhante à explicação de Albert Einstein sobre a energia e a massa, como ele provou com a sua matemática. Da mesma forma, posso ligar uma causa a um efeito com base na correspondência exacta entre uma determinada dosagem dos principais elementos da vida, vitaminas e alimentos e uma determinada doença humana que conduz ao seu fim.

PARTE 4

MITOCÔNDRIAS E DOENÇAS HUMANAS

Capítulo 33

O papel da mitocôndria nos elementos da vida

De acordo com a Dra. Helen A. Tuppen, as mitocôndrias da célula são independentes do genoma nuclear da célula e a sua replicação não coincide com o ciclo da célula. Para além disso, a Dra. Tuppen acredita que tem um maior número de mutações do que o núcleo da célula. No caso das mutações mitocondriais, resultantes das suas oxidações, estão as seguintes doenças humanas, segundo ela: bipolaridade, diabetes, demência, epilepsia, acidentes vasculares cerebrais, doenças cardíacas e envelhecimento. [22]

De acordo com o Dr. Tuppen, o sistema de reparação das mitocôndrias da célula não é suficiente para contrariar os danos da oxidação e as suas histonas protectoras abrandam com a redução do ATP celular, o que também causa perturbações. [22]

Capítulo 34

Mitocôndrias como transplante

Se as mitocôndrias se tornaram parte das células eucarióticas quando o oxigénio entrou na atmosfera em quantidades substanciais, então eu considerá-las-ia mais um transplante como antepassado do que como parte integrante das células. [23]

De acordo com um artigo publicado na Scientific America, os nossos antepassados das mitocôndrias são um tipo de bactéria que leva as nossas actuais mitocôndrias, tal como esta bactéria, a uma doença como a doença cardíaca ou a neurodegeneração. [23]. De acordo com o Dr. Williams, esses distúrbios das mitocôndrias resultam da ausência de intrões nas mesmas e também de não terem o padrão normal de códons. [24] Como uma bactéria transplantada, tal como os seus antepassados, acredito que as nossas mitocôndrias actuais carecem de intrões e de padrões normais de codões. Proponho que esses introns surjam nas mitocôndrias com um padrão normal de códons nelas a partir da dosagem correta de reversina com ou sem os elementos fósforo e enxofre. Assim, a mitocôndria se torna uma organela nova e normal e não mais uma infeção com bactérias como seu ancestral. Com base no estudo do Dr. Hinkle sobre oxidação/fosforilação, proponho que os resultados acima referidos, que conduzem a uma mitocôndria nova e normal, podem ocorrer com os elementos oxigénio para a novidade e fósforo para o metabolismo como um composto químico com ou sem os outros quatro elementos da vida. Proponho que esses compostos químicos levem as mitocôndrias da célula atual a tornarem-se novas e normais depois de se tornarem células estaminais auto-reparadoras e, finalmente, levem ao fim de uma doença como a neurodegeneração.

PARTE 5

CANCRO E ENVELHECIMENTO

Capítulo 35

As semelhanças entre o cancro e o envelhecimento

No caso do cancro, o Dr. Finke considera que essas células têm divisões mitogénicas excessivas. Para ele, este processo cria tumores. O Dr. Finke também pensa que estes tumores anormais são criados a partir da sua sinalização defeituosa durante a mitose. [25] Da mesma forma, acredito que os telómeros das células se encurtaram devido a uma sinalização deficiente entre as células no processo de envelhecimento, o que leva a doenças como a demência e a doença de Parkinson.

Capítulo 36

A ligação do Reversine às células estaminais

Com base na investigação sobre a reversina no Scripp's Research Institute, prevejo que a dosagem correta de reversina ou dos seis elementos da vida de um robô leva as células cancerosas a transformarem-se novamente em células estaminais auto-reparadoras. Como base para esta minha previsão, refiro a crença do Dr. Carroll de que as células estaminais são reparadas logo após a conceção[26]. [26] Uma observação como esta do Dr. Carroll é a base deste livro para considerar o processo de auto-reparação das células estaminais como o possível fim das doenças humanas.

Por último, a temperatura ambiente e outras variáveis podem ser consideradas para proporcionar condições como as que se verificam após a conceção e que levam as células estaminais a tornarem-se auto-reparadoras.

Capítulo 37

Telómeros e células estaminais

Prevejo que o processo defeituoso de sinalização do cancro durante a mitose termina com a sua auto-reparação, uma vez que se transformam em células estaminais, tal como após a sua conceção. Proponho que o processo de renovação ou reparação das células cancerígenas ocorra através da utilização dos seis elementos da vida. Também proponho que a quantidade correta dos elementos da vida ajudará a alongar os telómeros como uma espécie de fonte da juventude ou como um fim a uma doença do envelhecimento como a senilidade, que ocorre com uma sinalização correta da mitose.

Capítulo 38

Doenças humanas e telomerase

Penso que os tumores cancerígenos resultam de uma sinalização defeituosa durante a mitose das células, que conduz a uma telomerase anormal. Esses telómeros conduzem então a divisões mitogénicas excessivas, que é o processo do cancro. Por último, penso que estes telómeros nas células estão também envolvidos no processo de envelhecimento que conduz não só ao cancro, mas também a perturbações como as doenças cardíacas ou a senilidade.

Capítulo 39

Uma nova e normal telomerase das células

Os seis elementos da vida devem acabar com a produção de cancro como tumores, activando uma telomerase nova e normal para estas células. Acredito que este processo ocorre idealmente com a dosagem exacta dos seis elementos da vida de um robô num laboratório.

Para todos os tipos de células em geral, também acredito que existe um processo de rejuvenescimento como uma espécie de fonte da juventude a partir da produção nova e normal de telomerase que ocorre a partir dos seis elementos da vida como um composto químico.

Capítulo 40

Uma experiência bem sucedida

Em capítulos anteriores, indiquei que os investigadores devem continuar a procurar a dosagem exacta dos elementos da vida ou da reversina nas suas experiências com ou sem um robot. [27] Por exemplo, no Instituto de Investigação Scripps, mencionei que os cientistas descobriram que uma célula muscular pode transformar-se numa célula adiposa ou numa célula óssea depois de cada uma se ter transformado numa célula estaminal, o que aconteceu a partir de uma determinada dosagem de reversina. Também com uma dosagem selecionada de reversina, mencionei que o Dr. Ruxin descobriu que esta tinha um efeito positivo nos neurónios do hipocampo dos ratos. [Com base nestes resultados, acredito que um cientista com uma dosagem exacta dos seis elementos principais da vida ou da reversina pode dar o próximo passo e não só acabar com o cancro nas células humanas sem as matar, mas também pode rejuvenescer todos os tipos de células em geral e acabar também com as doenças humanas.

Capítulo 41

O fim do cancro e uma nova juventude

Para acabar com o cancro ou ganhar juventude, proponho que os investigadores testem as células de uma pessoa utilizando os seis elementos da vida como um composto químico até encontrarem uma combinação que acabe com uma determinada doença humana. Uma experiência com este resultado ocorre a partir de uma dosagem exacta deste composto e, em seguida, o cancro de uma pessoa termina completamente ou as células de uma pessoa em geral rejuvenescem em células novas e mais jovens.

Capítulo 42

Entrada e saída de novas ordens humanas

Com as dosagens corretas dos elementos da vida, proponho que a telomerase anormal das células cancerosas e das células envelhecidas em geral ganhe uma nova telomerase. Numa célula cancerígena ou em qualquer célula em geral, creio que há um processamento de novas entradas dos elementos da vida que resulta na saída da célula tornando-se normal sem cancro ou com algum grau de juventude para as células em geral. As doenças, desde as doenças cardíacas até à demência, também podem acabar. Por fim, tal ocorrência é como um computador com a sua entrada e saída e como o processamento de dados que ocorre com o cérebro humano.

PARTE 6

PERTURBAÇÕES CEREBRAIS E OS SEIS ELEMENTOS PRINCIPAIS DA VIDA

Capítulo 43

Depressão

No caso da depressão de uma pessoa, acredito que as mitocôndrias nos neurónios do nosso cérebro devem ser o foco do composto químico dos elementos oxigénio e fósforo. Primeiro, estimamos a taxa metabólica correta do cérebro para acabar com a depressão de uma pessoa após a utilização de diferentes dosagens deste composto. Nesta base, um investigador faz uma correlação entre as mitocôndrias dos neurónios e a depressão que leva à correção da doença. O investigador trata um processo anormal da vida com um novo processo que utiliza o oxigénio como fonte de respiração e o fósforo como fonte de metabolismo, levando ao fim da depressão de uma pessoa com uma taxa metabólica correta. Devido à componente genética da depressão, penso que o elemento azoto pode ser utilizado.

Por último, penso que o elemento fósforo e as mitocôndrias nos neurónios deveriam estar correlacionados com os pontos altos e baixos da depressão. Idealmente, com dosagens exactas de fósforo e oxigénio, em vez dos altos e baixos típicos da depressão, há felicidade e não apenas uma estabilidade média. Assim, a depressão da pessoa termina com esta nova forma de felicidade.

Capítulo 44

Autismo

No caso de uma pessoa autista, creio que os neurónios não estão a transmitir corretamente as mensagens aos sentidos da visão, audição, paladar, tato e olfato.

Para mim, os neurónios de uma pessoa autista podem processar com sucesso os sentidos com o composto químico de oxigénio e nitrogénio. Para alcançar este resultado com este composto, usamos oxigénio para novos neurónios e nitrogénio para acabar com os neurónios defeituosos. Proponho que um investigador active idealmente uma mitose dos neurónios do cérebro com o composto químico de oxigénio e azoto, o que leva à formação de dois neurónios novos e normais ou simplesmente leva à sua reparação.

Como já referi, todos os tipos de células provêm de células estaminais. Por conseguinte, no caso dos neurónios do cérebro de uma pessoa, eles têm uma ligação de meiose com mitose. Com esta ligação, acredito que esta mitose latente pode ser activada nos neurónios do nosso cérebro ou repará-los e, em seguida, dar um passo em frente na execução das suas instruções de uma meiose passada que, por sua vez, pode acabar com o autismo e outras perturbações cerebrais como células estaminais auto-reparadoras, tal como são reparadas após a conceção.

Capítulo 45

Síndrome de Down

Em todas as malformações congénitas, o investigador deve concentrar-se nas instruções genéticas da metáfase da meiose na metáfase da mitose. No caso da Síndrome de Down, a aparência e o baixo intelecto de uma pessoa revelam essas instruções genéticas. Como discuti na Parte 1, a nova instrução genética para um defeito de nascença como o Síndrome de Down ocorre a partir do composto químico de nitrogénio e fósforo que termina com anomalias químicas no tecido do defeito de nascença de uma pessoa e em todos os outros tecidos relacionados. Assim, para mim, esse resultado ocorre com um RNA mensageiro estável e ideal para as anomalias químicas no tecido de uma pessoa com Síndrome de Down, que é um modelo para outros defeitos congénitos também. Por isso, gostaria que outros investigadores considerassem este ponto.

Capítulo 46

Demência e doença de Parkinson

Tanto a demência como a doença de Parkinson são causadas pela perda de neurónios, pelo envelhecimento ou por ambos. Com o oxigénio como fator nos neurónios do cérebro e com o azoto como fator na sua mitose, creio que, como composto químico, estes dois elementos acabam com estas duas doenças cerebrais. Assim, o meu ponto-chave é, mais uma vez, que todos os tipos de células, incluindo os neurónios, são criados durante a conceção e desenvolvem-se numa criança a partir de um determinado embrião como células estaminais, que são o elo de ligação para a sua atual criação por mitose. Por conseguinte, as instruções genéticas originais de cada célula são dadas para a metafase atual da mitose.

Proponho que o composto químico de oxigénio e azoto pode levar ao fim da demência e da doença de Parkinson. O oxigénio, enquanto elemento, é a chave que permite ligar o interrutor para viver, como o Dr. Bower demonstrou com os cérebros humanos. Além disso, como discutido anteriormente, teve um papel na mitocôndria que se tornou parte dos organismos eucarióticos. É o principal interrutor da vida como parte da respiração das nossas células. Com o azoto, acaba com os neurónios defeituosos e tem também um papel no fim das anomalias nos tecidos de uma pessoa. Nesta base, proponho o composto químico de azoto e oxigénio para acabar com as perturbações da doença de Parkinson e da demência.

Capítulo 47

Esquizofrenia

No caso da esquizofrenia, proponho que uma taxa ideal de oxigénio e azoto como composto químico pode acabar com os sintomas da esquizofrenia, que são os seguintes: alucinações (auditivas e visuais), delírios e paranoia.

Como parte deste composto, o elemento oxigénio leva a novos neurónios com azoto que corrige também a componente genética da esquizofrenia. Além disso, as anomalias no tecido do cérebro de uma pessoa também são corrigidas com novas anomalias a partir deste composto. Como parte dos sinais novos e corretos dos neurónios, a esquizofrenia da pessoa termina com padrões normais no tecido do cérebro da pessoa e em todos os outros tecidos relacionados. Com base nisto, proponho este composto como um fim para a esquizofrenia para outros considerarem.

Capítulo 48

Memória dos tecidos

Proponho que tratemos os neurónios defeituosos do nosso cérebro e/ou a perda dos mesmos, juntamente com as anomalias químicas nos seus tecidos relacionados, com uma dose selecionada dos seis elementos principais da vida como um composto químico. Assim, uma determinada perturbação cerebral termina com as instruções ideais dos seus neurónios e também com o fim das suas anomalias químicas na estrutura do defeito de nascença de uma pessoa que tem origem no seu tecido.

No ser humano, todos os nossos tecidos têm uma origem de memória para a regeneração celular, como uma salamandra com a sua cauda perdida. Volto a sublinhar que, se a reversina pode transformar uma célula muscular numa célula óssea ou numa célula adiposa, então, com os elementos adicionais da vida que são o fósforo e o enxofre, pode facilmente conduzir a uma regeneração celular tal como uma célula muscular que se transforma numa nova célula com a taxa ideal deste composto. Assim, proponho aos outros que considerem este ponto como o pensamento final deste capítulo e do livro antes da conclusão seguinte.

Conclusão

Com os seis elementos da vida como um composto químico, proponho que surja um novo ser humano. O nosso cérebro e os nossos sistemas nervosos comunicarão novas mensagens de uma metafase passada da meiose com uma metafase presente da mitose.

Teremos um processo de oxidação diferente e um novo metabolismo das purinas com uma nova base de uracilo.

Em resumo, seremos redefinidos com os seguintes novos processos de uma célula: mitocôndrias, lisomas, retículo endoplasmático, aparelho de golgi, peroxissomas e o núcleo. Assim, definimo-nos como um organismo eucariótico diferente. Por conseguinte, proponho novamente, com base na minha lógica neste manuscrito e na lógica de outros professores com as suas observações e dados, que emergiremos como um organismo eucariótico diferente com uma nova identidade como espécie que se baseia no contributo da natureza com os seis elementos principais da vida como medicamento para as nossas doenças.

Referências

1. Klassneier, Christopher. "Estequiometria óptima de azoto para fósforo do hitoplâncton". Nature 129, 171-174; 13 de maio de 2004

2. Karpinets, Tatiana V. "RNA: Protein Ratio of the Unicellar organism as a Characteristic of Phosphorous and Nitrogen Stoichiometry and of the Cellular Requirement of Ribosomes for Protein Synthesis". BMC Biology, 5 de setembro de 2006

3. Menkes, John H. "The Pathogenosis of Mental Retardation in Phenylkeonuria and other Inborn Erros of Amino Acid Metabolism."

4. Konrad, Carol G. "Protein Synthesis and RNA Synthesis during Mitosis in Animal Cells". The Journal of Cell Biology. Vol. 19, No.2, Nov 1963), pp. 267-277.

5. Maayan, Inbar. "Meiose em humanos". Enciclopédia do Projeto Embrião 2011.

6. Wats. R.W.E. "Congenital Abnormalities of Amino-Acid Metabolism." Developmental Medicine & Child Neurology, Vol. 4, Issue 4.

7. 7. Pray, Leslie A. "Discovery of DNA Structure and Functio: Watson e Crock". Nature Education 1(1): 100.

8. Pray, Leslie A. "Eukaryotic Genome Complexity" (Complexidade do Genoma Eucariótico). Nature Education (1):96.

9. Haldman-Englert, Chad, M.D. "Medical Genetics: Como acontecem as anomalias cromossómicas". Enciclopédia de Saúde do Centro Médico da Universidade de Rochester.

10.Anastad, Carl N. Purine and Pyrinidine Metabolism (Metabolismo da purina e da pirinidina).

11.Kragl, Martin. "As células mantêm uma memória da sua origem tecidular durante o rejuvenescimento dos membros do Axolotl". Nature 460, 60-65, 2 de julho de 2009.

12.Turn, Doug. "Powering the Brain: An Introduction to Mitochondria". 16 de janeiro de 2013.

13.Kann, Oliver. "Mitocondrial and Neuron Activity". American Journal of Physiology. fevereiro de 2007.

14.Swaab, Dick F. "Recuperação do Transporte Axonal em Neurónios Mortos". The Lanet. 14 de fevereiro de 1998.

15.Bower, Hilary. "Ciência: Radical Treatments" (Tratamentos radicais). Independent Science. 14 de novembro de 1995.

16.Hinkle, P.C. "The Phosphorous/Oxygen Ratio of Mitochondria Oxidative Phosphorylation" (A relação fósforo/oxigénio da fosforilação oxidativa da mitocôndria). Biologia Química. 10 de abril de 1979

17.Schultz, P. G. "Reversine increases the plasticity of lineage-committed mammalian cells." Actas da Academia Nacional de Ciências. 2007. 104 (25) 1048-7.

18.Dicionário Médico Ilustrado Dorlan. Editora: Saunders Elsvier.

19.Piccoli, Marco. "A Purina Sintética Reversina induz seletivamente a morte celular do cancro. Journal of Cellular Biochemistry 113 (10): 3207-17.

20.Shammas, MA. "Telómeros, estilo de vida, cancro e envelhecimento". www.ncbi.nlm.nih.gov/pubmed/21102320

21.Ruxin, Li. "A reversina inibe a transmissão sináptica espontânea em neurónios do hipocampo de ratos em cultura". Cell Biology International (31) julho de 2007. www.researchgate.net.

22.Tuppen, Helen. "Mutações do ADN mitocondrial e doenças humanas". Bioenergetics. Vol. 179, número 2, fevereiro.

23.Stipp, David. "Para além do Resveratrol: The Anti-Aging NAD Fad". Scientific American. 11 de março de 2015. https://blogs.scientificamerican.com/guest-blog/beyond-resveratrol-the-anti-aging-nad- fad.

24.William, Jan. O Genoma da Mitocôndria: Estrutura, Tradução de Transcrição e Replicação". Nature. Pp 441, 767-774. 10 de agosto de 2007.

25.Finke, Torel. "Biologia Canónica do Cancro e do Envelhecimento". Nature. Pp. 441, 767-774. 10 de agosto de 2007.

26.Carroll, Sean. "As células estão a reparar-se a si próprias". Descobrir. Guest Post. 21 de setembro de 2001. http://blogs.discovermagazine.com/cosmicvariance/2011/09/21/cells-repairing-themselves

27.Temple, James. "Ciência como um serviço: Robot Lab Aims to Accelerate Research". Recode. 15 de julho de 2014. www.recode.net/2014/7/15/11628814/robotic-lab-allows-scientists-to-run-experiments- online.

28.Robert Ruggiero, Abhijit Kale, Barbara Thomas e Nicholas E. Baker. "Mitosis in Neurons: Roughex e APC / C mantêm a saída do ciclo celular para evitar defeitos citocinéticos e axonais nos neurônios fotorreceptores de Drosophila. PLOS Genetics. 29 de novembro de 2012.

https://www.nature.com/nrn/journal/v8/n5/full/nrn2124.html

29.Herrup, Karl e Yang, Yan. "Regulação do ciclo celular nos neurónios pós-mitóticos: Oxímoro ou nova biologia?" Nature Reviews Neuroscience 8, 368-378 (maio de 2007).

www.nature.com/nrn/journal/v8/n5/full/nrn2124.html

30.Pilaz, Louis-Jan. "A mitose prolongada de progenitores neurais altera o destino das células no cérebro em desenvolvimento". Neuron | Vol 89, Iss 1, Pgs 1-236, (6 de janeiro de 2016). http://www.sciencedirect.com/science/journal/08966273/89/1?sdc=1. .

31.Goldyior, Kils. Defynig Common Knowledge leva-nos a uma teoria da Neurogénese. 2 de fevereiro de 2017.

Resumo

A minha intenção com este manuscrito é explicar como os seis elementos principais da vida como um composto, ou separados como par ou reversina, podem levar ao fim de doenças, defeitos congénitos, envelhecimento e outras perturbações. Com dados, factos biológicos e lógica, apresento essas explicações. O meu manuscrito baseia-se em artigos altamente respeitados que escrevi no domínio da biologia e da medicina.

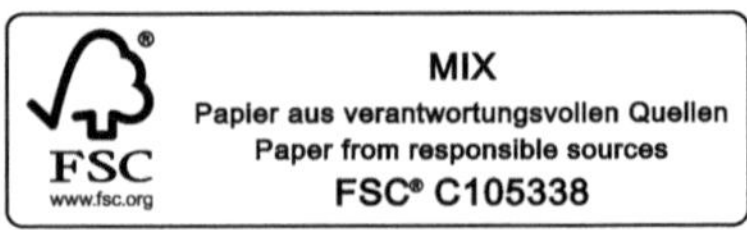

Printed by Books on Demand GmbH, Norderstedt / Germany